Priya Ray
Namitha Shanbhag
Manjunath P Puranik

Sistemas electrónicos de distribuição de nicotina e saúde oral

Priya Ray
Namitha Shanbhag
Manjunath P Puranik

Sistemas electrónicos de distribuição de nicotina e saúde oral

O rasto do vapor para problemas de saúde oral

ScienciaScripts

Imprint
Any brand names and product names mentioned in this book are subject to trademark, brand or patent protection and are trademarks or registered trademarks of their respective holders. The use of brand names, product names, common names, trade names, product descriptions etc. even without a particular marking in this work is in no way to be construed to mean that such names may be regarded as unrestricted in respect of trademark and brand protection legislation and could thus be used by anyone.

Cover image: www.ingimage.com

This book is a translation from the original published under ISBN 978-620-8-42435-0.

Publisher:
Sciencia Scripts
is a trademark of
Dodo Books Indian Ocean Ltd. and OmniScriptum S.R.L publishing group

120 High Road, East Finchley, London, N2 9ED, United Kingdom
Str. Armeneasca 28/1, office 1, Chisinau MD-2012, Republic of Moldova, Europe
Managing Directors: Ieva Konstantinova, Victoria Ursu
info@omniscriptum.com

Printed at: see last page
ISBN: 978-620-8-64590-8

ÍNDICE

PREFÁCIO

O rápido aumento da popularidade dos sistemas electrónicos de libertação de nicotina (ENDS), vulgarmente designados por cigarros electrónicos ou vapes, suscitou intensos debates nas comunidades de saúde pública. Comercializados como uma alternativa potencialmente menos nociva aos produtos de tabaco convencionais, estes dispositivos registaram um aumento significativo da sua utilização, sobretudo entre jovens. Embora os efeitos adversos do consumo tradicional de tabaco na saúde oral estejam bem documentados, os impactos específicos dos ENDS continuam a ser uma área de estudo em desenvolvimento. Esta revisão analisa a investigação mais recente para examinar a ligação entre o uso de ENDS e a saúde oral, lançando luz sobre as descobertas emergentes e identificando lacunas que justificam uma investigação mais aprofundada.

RECONHECIMENTO

Nenhum empreendimento pode começar, continuar e terminar sem as bênçãos de Deus Todo-Poderoso. Desde já, agradeço ao Todo-Poderoso por estar sempre ao meu lado, dando-me força e paciência para concluir a tarefa que me foi confiada. É com suprema sinceridade e profundo sentido de apreço que deixo registada a minha profunda gratidão à minha professora e guia, **Dra. Namita Shanbhag**, Professora Associada, Departamento de Odontologia de Saúde Pública, Faculdade de Medicina Dentária e Instituto de Investigação do Governo, Bengaluru. Senhora, agradeço-lhe a sua orientação valiosa e especializada, as suas sugestões, a sua paciência ilimitada e o facto de ter sido uma fonte de encorajamento durante todo o estudo.

Gostaria de manifestar o meu mais profundo apreço e gratidão ao **Dr. Manjunath P Puranik**, Professor e Chefe de Departamento, cujos conhecimentos inigualáveis, críticas construtivas e atenção exigente aos pormenores foram uma inspiração e mantiveram o meu trabalho no bom caminho.

Gostaria de expressar os meus sinceros agradecimentos ao **Dr. Girish B Giraddi**, Reitor e Diretor. GDCRI, Bengaluru, pelo seu apoio construtivo na realização deste projeto, proporcionando-me instalações e outros requisitos essenciais.

Gostaria de agradecer à **Dr.ª Yashoda R,** Professora Associada, à **Dr.ª Sowmya K R**, Professora Assistente e à **Dr.ª Uma S R**, Professora Assistente, pelo seu apoio incansável e encorajamento entusiástico para a conclusão deste trabalho.

Expresso os meus sinceros agradecimentos ao bibliotecário, **Sr. Manjunath T**, pelo seu apoio na disponibilização do acesso à biblioteca para a recolha de materiais para a realização deste projeto.

Agradeço de coração aos meus amigos, especialmente aos meus colegas de pós-graduação, pelo seu incrível apoio e esplêndido encorajamento. Este reconhecimento estaria incompleto sem mencionar ***a MINHA FAMÍLIA****. Estou profundamente grato aos meus pais,* ***Dr. Apurba Kumar Ray*** *e* ***Sra. Tandra Roy****, pelo seu amor incondicional e pelos sacrifícios que fizeram para realizar os meus sonhos. O grande apoio, a motivação e o encorajamento constantes da minha família contribuíram imenso para a realização deste trabalho.*

Dr. Priya Ray

INTRODUÇÃO

As folhas de tabaco são os principais materiais utilizados no fabrico de cigarros, charutos e tabaco para cachimbo. O consumo e a exposição ao tabaco são um problema mundial que tem consequências devastadoras para a saúde, a sociedade, a economia e o ambiente.[1] A Organização Mundial de Saúde (OMS) declarou o tabaco como a principal causa de morte evitável a nível internacional, responsável pela morte de mais de oito milhões de pessoas por ano e por uma em cada dez mortes.[2] O tabagismo é responsável por uma morbilidade e mortalidade consideráveis, sendo que metade de todos os fumadores morre de uma doença relacionada com o tabagismo, como o cancro, as doenças respiratórias ou as doenças vasculares.[3] O consumo de tabaco sofreu uma mudança significativa desde a introdução dos cigarros electrónicos (CE), também descritos como sistemas electrónicos de administração de nicotina (ENDS).[4]

Um cigarro eletrónico (CE) é um dispositivo alimentado por uma bateria concebido para aquecer uma solução química e fornecer vapor de nicotina em aerossol ao seu utilizador. Inicialmente comercializado como uma ferramenta para deixar de fumar, o uso de CEs está a emergir como uma atividade recreativa socialmente aceitável em que as pessoas se envolvem para consumir nicotina.[5] Em contraste com os cigarros combustíveis tradicionais, a nicotina do CE é fornecida através de um aerossol químico húmido e vaporizado. A popularidade do uso de CE continuou a aumentar.[6] Patenteados na China em 2003 e introduzidos na Europa e na América do Norte em 2006, os ENDS tornaram-se cada vez mais populares.[7]

Os utilizadores de cigarros electrónicos inalam um aerossol que contém nicotina, aromatizantes e outros aditivos. No entanto, a Food and Drug Administration (FDA) comunicou que os cartuchos e as soluções de cigarros electrónicos contêm contaminantes potencialmente nocivos para os seres humanos: no mínimo, estes contaminantes causam irritação e inflamação do epitélio das vias respiratórias e suprimem a resposta imunitária. Foi relatado que os sinais pró-inflamatórios e as alterações imunossupressoras na mucosa respiratória dos utilizadores de cigarros electrónicos são diferentes dos dos fumadores que não fumam .[8] As provas relativas aos efeitos dos CE na saúde humana são limitadas devido vasta gama de produtos disponíveis e ao pequeno número de investigações realizadas. Os CE podem causar náuseas, vómitos, dores de cabeça, tonturas, sufocação, queimaduras, irritação do trato respiratório superior, tosse seca, olho seco, produção de citocinas, libertação de mediadores pró-inflamatórios, inflamação alérgica das vias respiratórias, diminuição da síntese de óxido nítrico nos pulmões, alterações da expressão genética nos brônquios e aumento do risco de cancro do pulmão. As principais substâncias cancerígenas encontradas no vapor de CE são o formaldeído, o crómio, o níquel, o acetaldeído e as nitrosaminas específicas do tabaco.[8]

No campo da estomatologia, o consumo de tabaco é considerado um fator de risco para a doença periodontal, doenças relacionadas com implantes, doenças das mucosas e cancros orais.[7] A cavidade oral é o primeiro ponto de contacto para as SNE e a estrutura mais precocemente afetada nos indivíduos[9], pelo que corre um risco acrescido de exposição aos efeitos carcinogénicos, imunológicos, microbianos e clínicos destes produtos.[6] Embora os utilizadores de cigarros electrónicos possam, de alguma forma, ser considerados mais saudáveis do que os fumadores de cigarros convencionais, continuam a estar predispostos ao desenvolvimento de lesões da mucosa oral e de danos dentários e periodontais, em comparação com os não fumadores. Além disso, resultados de estudos in vitro mostraram que o uso de ENDS é capaz de alterar a diferenciação de miofibroblastos, causar danos ao DNA, induzir o stress oxidativo e aumentar as citocinas inflamatórias em fibroblastos da gengiva humana e do ligamento periodontal.[10]

A cavidade oral contém uma vasta diversidade de bactérias comensais, oportunistas e por vezes patogénicas. Os estreptococos, as bactérias comensais mais prevalentes na cavidade oral humana, são encontrados em indivíduos de todos os espectros da saúde oral.[11] Os e-líquidos são constituídos por uma base, geralmente composta principalmente por propilenoglicol (PG) e glicerina vegetal (VG), e a esta base PG/VG podem ser adicionados nicotina e aromas. A proporção de PG/VG pode influenciar o fornecimento de nicotina, bem como a toxicidade do aerossol.[12] A viscosidade do e-líquido promove a colonização do Streptococcus mutans, um dos principais factores causadores da cárie dentária. Os principais constituintes do e-líquido (nicotina, acetaldeído, acroleína, formaldeído e substâncias químicas aromatizantes como o cinamaldeído) modificam o microbioma oral no sentido de uma maior abundância de agentes patogénicos orais, alteram a resposta do hospedeiro e aumentam a inflamação periodontal.[7]

O rápido aumento da utilização de cigarros electrónicos, particularmente entre os jovens adultos que os podem considerar menos nocivos do que os cigarros tradicionais,[13] exige uma compreensão mais profunda dos seus efeitos a longo prazo na saúde oral. Um número crescente de países está a tentar regulamentar a venda de SNEs da mesma forma que os produtos do tabaco, num esforço para reduzir o seu consumo entre os jovens. O governo indiano aprovou uma ordem executiva que proíbe o fabrico, a importação, a exportação, a venda e a publicidade de SNEs.[14]

Comercializados como uma alternativa mais segura aos cigarros tradicionais, os cigarros electrónicos ganharam imensa popularidade apesar do conhecimento limitado dos seus efeitos a longo prazo na saúde, em particular na saúde oral. A investigação sobre os impactos das bebidas não alcoólicas na saúde oral continua a ser limitada e inconclusiva, deixando uma lacuna crítica no conhecimento. Dada a rápida evolução do panorama da utilização dos cigarros electrónicos e a necessidade imperiosa de uma melhor compreensão dos seus impactos na saúde oral, esta dissertação de biblioteca tem como objetivo fornecer uma análise abrangente dos impactos na saúde oral da utilização dos cigarros electrónicos, abordando a necessidade premente de uma compreensão mais clara da forma como as bebidas sem álcool afectam a cavidade oral.

Ao centrar-se em áreas-chave como as alterações no microbiota oral, os efeitos na saúde gengival e as potenciais ligações a doenças orais, esta dissertação de biblioteca oferecerá conhecimentos sobre as formas específicas como as SDE podem influenciar a saúde oral.

REVISÃO DA LITERATURA

Foi realizada uma revisão sistemática e uma meta-análise para investigar os efeitos dos cigarros electrónicos na saúde periodontal em comparação com o fumo de cigarros convencionais e com uma população não fumadora. Foi realizada uma pesquisa eletrónica sistemática MEDLINE, Embase, Web of Science, CENTRAL, que foram selecionadas para a literatura. Os critérios de elegibilidade incluíram estudos clínicos publicados entre 2006 e 2022 que comparam cigarros electrónicos e cigarros convencionais na saúde periodontal (hemorragia à sondagem (BoP), índice de placa (PI), profundidade de sondagem (PD), perda de inserção (AL), perda óssea marginal (MBL), perda de dentes, marcadores moleculares de inflamação, taxa de fluxo salivar). Dezasseis estudos foram considerados elegíveis para a síntese qualitativa. Os fumadores de cigarros tinham PI, PD, AL e MBL significativamente mais elevados e concentrações mais elevadas de mediadores pró-inflamatórios do que os utilizadores de cigarros electrónicos e os não fumadores. Os autores concluíram que a utilização de cigarros electrónicos pode ser considerada uma alternativa mais saudável ao consumo de cigarros no que diz respeito à saúde periodontal.[15]

Foi efectuada uma revisão sistemática para analisar o impacto do vaporizador na periodontite. A questão de pesquisa foi criada usando o formato PICOs. Foi realizada uma pesquisa sistemática nas seguintes bases de dados electrónicas até março de 2020: Medline, Embase, PubMed, Cochrane e literatura cinzenta. Os estudos em humanos que avaliaram o estado periodontal (índice de placa, sangramento à sondagem, perda de inserção clínica, perda óssea marginal e profundidade de sondagem) em utilizadores de cigarros eletrónicos em comparação com não fumadores (grupo de controlo) foram avaliados com base numa estimativa de efeito fixo. Após a remoção de duplicados, foram selecionados 1 659 estudos e 8 estudos de caso-controlo que investigaram a relação entre a vaporização e os parâmetros periodontais em humanos, após a avaliação do risco de enviesamento. Os efeitos estimados do vaporizador após a ponderação dos resultados com base no seu desvio padrão mostraram um aumento da placa bacteriana, perda óssea marginal, perda de ligação clínica , profundidade da bolsa e redução da hemorragia à sondagem. Os autores concluíram que os resultados disponíveis apontam para um impacto pouco saudável do vaporizador na doença.[16]

Foi realizada uma revisão sistemática para avaliar os efeitos adversos dos cigarros electrónicos na saúde oral. A pesquisa foi realizada utilizando a Biblioteca Cochrane, Embase, PubMed e Web of Science. A pesquisa foi limitada a artigos em inglês, português e espanhol, publicados entre janeiro de 2003 e novembro de 2018. A busca inicial resultou em 432 artigos, dos quais apenas oito foram incluídos para análise. Os parâmetros clínicos e radiográficos periodontais e peri-implantares (índice de placa, perda de inserção clínica, profundidade de sondagem, perda óssea peri-implantar e nível ósseo radiográfico) foram piores, e os níveis de citocinas pró-inflamatórias são mais elevados entre os fumadores de cigarros electrónicos e convencionais em comparação com os não fumadores. O sangramento à sondagem foi maior nos não fumadores quando comparados com os fumadores de cigarros convencionais e os utilizadores de cigarros electrónicos. Foram detectadas nove lesões diferentes da mucosa oral, sendo a estomatite nicotínica, a língua pilosa e a queilite angular mais prevalentes nos consumidores de cigarros electrónicos. Os autores concluíram que os cigarros electrónicos eram menos nocivos que os cigarros convencionais, mas que existe uma maior suscetibilidade dos fumadores de cigarros electrónicos ao desenvolvimento de alterações nos tecidos biológicos orais quando comparados com ex-fumadores ou não fumadores.[17]

Foi realizada uma revisão sistemática para analisar as provas de investigação disponíveis sobre o impacto do uso de cigarros electrónicos na saúde oral.

Foram pesquisadas sistematicamente três bases de dados electrónicas para estudos que incluíssem relatos de casos (PubMed, Web of Science e Embase). Noventa e oito artigos foram incluídos nesta revisão sistemática. A maioria dos sintomas da boca e da garganta experimentados pelos utilizadores de cigarros electrónicos eram relativamente menores e temporários. A exposição ao cigarro eletrónico aumentou o risco de deterioração da saúde periodontal, dentária e gengival, bem como de alterações no microbioma oral. A candidíase foi mais prevalente nos consumidores de cigarros electrónicos do que nos antigos fumadores ou não fumadores. Os constituintes do sabor dos líquidos electrónicos podem ter um papel na degradação do esmalte, bem como potenciar as bactérias cariogénicas. Os componentes do vapor do cigarro eletrónico têm propriedades citotóxicas, genotóxicas e carcinogénicas conhecidas. Os autores concluíram que uma vasta gama de sequelas para a saúde oral pode estar associada à utilização de cigarros electrónicos.32 Foi realizada uma revisão sistemática para avaliar os efeitos dos Sistemas Electrónicos de Libertação de Nicotina (ENDS) e dos produtos de tabaco aquecidos (HTP) nas variáveis de saúde oral, comparando a vaporização, o não-fumador, o tabagismo duplo e o consumo de cigarros. Foram utilizadas publicações disponíveis através da PubMed, Embase, Web of Science, Scopus e Google Scholar para resumir os efeitos dos ENDS e HTP na saúde oral. Foram analisados separadamente seis inquéritos sobre a auto-perceção da doença das gengivas, três estudos transversais que relatam a pontuação BOP e quatro estudos in vitro sobre a apoptose após a exposição ao vaporizador em fibroblastos orais humanos. Os e-líquidos aromatizados são frequentemente mais doces e pegajosos do que os não aromatizados, promovendo a adesão bacteriana e reduzindo a flora comensal normal, com disbiose do microbioma oral. Os autores concluíram que todos os pacientes fumadores devem receber aconselhamento abrangente sobre a utilização de vaporizadores, investigando o tipo de hábito em termos de duração, percentagem de nicotina e aromas adicionais utilizados.[18]

Uma revisão sistemática foi conduzida para comparar os índices periodontais em três categorias de pacientes; fumantes de cigarros tradicionais (TS), fumantes de cigarros eletrônicos (ES) e não fumantes (NS). Estudos publicados até dezembro de 2021 no MEDLINE (PubMed), ISI Web of Science e Scopus foram incluídos na revisão. O resultado destaca que os fumantes de cigarros tradicionais (TS) enfrentam piores condições de saúde bucal do que os não fumantes (NS) e os fumantes de cigarros eletrônicos (ES). Os TS apresentaram maior índice de placa, maior profundidade de sondagem, muitas vezes acima do nível fisiológico de 3 mm e menos sangramento à sondagem (BOP) em comparação com os ES, apesar de um índice de placa mais elevado. ES, embora pior do que NS, exibiu menor BOP do que TS. Os autores concluíram que os parâmetros periodontais foram semelhantes entre NS e ES, enquanto TS apresentou os piores índices e também o BOP foi reduzido tanto em ES quanto em TS.[19]

Um estudo de coorte longitudinal nacional foi realizado para elucidar o uso do tabaco e seus efeitos na saúde entre adultos e jovens dos EUA. Os dados vieram de 13.650 adolescentes com idades entre 12 e 17 anos que participaram da onda 2013-2014 do estudo de Avaliação Populacional de Tabaco e Saúde. Os participantes auto-relataram o uso atual (ou seja, nos últimos 30 dias) e o uso de cigarros e cigarros eletrônicos, bem como diagnósticos de problemas dentários no ano passado por um médico, dentista ou outro profissional de saúde (auto-relatado pelos pais ou jovens emancipados). Entre os adolescentes, 3,2% referiram consumir exclusivamente cigarros atualmente, enquanto 1,7% referiram consumir exclusivamente cigarros electrónicos atualmente. Além disso, 1,4% relataram o uso atual de cigarros e cigarros eletrônicos, com 7,1% reconhecendo o uso passado de ambos. Cerca de 22% revelaram ter recebido um diagnóstico de problemas dentários no ano anterior. Os autores concluíram que a utilização dupla de cigarros electrónicos e de cigarros convencionais estava associada a maus resultados em termos de saúde oral entre os adolescentes.[20]

Foi realizado um inquérito transversal em linha para explorar as práticas auto-relatadas de cuidados de saúde oral e medidas de higiene entre estudantes de licenciatura em medicina dentária de 20 escolas de medicina dentária em 11 países. Um questionário respondido pelos participantes incluía caraterísticas demográficas, práticas com cigarros electrónicos, queixas auto-relatadas e alterações fisiológicas associadas devido ao consumo de cigarros electrónicos. As frequências das queixas registadas variaram, desde 3,3% para inflamação da língua até 53,3% para dores de cabeça. Verificaram-se diferenças significativas entre utilizadores e não utilizadores de cigarros electrónicos. Os utilizadores de cigarros electrónicos, quando comparados com os não fumadores, apresentaram uma prevalência significativamente mais elevada de boca seca (33,1% vs. 23,4%), língua negra (5,9% vs. 2,8%) e palpitações cardíacas (26,3% vs. 22,8%). Apesar de dois terços da amostra não terem relatado qualquer alteração nas funções fisiológicas, os utilizadores de cigarros electrónicos indicaram uma melhoria significativa em comparação com os que nunca fumaram e com os utilizadores de tabaco. Os autores concluíram que os estudantes de medicina dentária praticavam boas práticas de higiene oral, mas os utilizadores de cigarros electrónicos apresentaram uma maior prevalência de complicações de saúde.[6]

Foi realizado um estudo experimental para investigar os efeitos de vaporizar E-cigs, fumar cigarros tradicionais (T-cigs) e deixar de fumar nos marcadores de stress oxidativo, nos níveis de citocinas pró-inflamatórias e nos parâmetros clínicos periodontais em 57 pacientes com periodontite na Turquia. O estudo incluiu três grupos: Fumadores de T-cig (Grupo I, n = 19), utilizadores de E-cig (Grupo II, n = 19) e ex-fumadores (Grupo III, n= 19). Foram registados os parâmetros clínicos periodontais de boca inteira e foram recolhidas amostras de fluido crevicular gengival. O nível médio de interleucina-8 (IL-8) do Grupo I (70,47 2,76) foi significativamente mais baixo do que nos Grupos II e III. O nível médio de fator de necrose tumoral-a (TNF-a) do Grupo I (4,20 0,14) foi significativamente mais elevado do que nos Grupos II e III. Os autores concluíram que o T cig e o vaping E cig tiveram os mesmos efeitos desfavoráveis nos marcadores de stress oxidativo e nas citocinas inflamatórias.[21]

Foi realizado um estudo clínico prospetivo para avaliar o impacto do consumo de cigarros e de vaporizadores no resultado da destartarização ultra-sónica de boca inteira (FMUS) em pacientes com inflamação gengival. Oitenta e nove indivíduos do sexo masculino foram divididos em três grupos: Fumadores de cigarros (Grupo 1), utilizadores de cigarros electrónicos vaporizadores (Grupo 2) e nunca fumadores (Grupo 3). Foi utilizado um questionário para recolher dados demográficos e informações relativas à duração e frequência diária de CS e vaping. O índice de placa em boca cheia (IP), a hemorragia à sondagem (BOP), a perda de inserção clínica (AL) e a profundidade de sondagem (PD) foram medidos no início do estudo e 3 e 6 meses após a FMUS (sem desbridamento da superfície radicular). O número de dentes em falta (MT) também foi registado. Os grupos 1, 2 e 3 incluíram 30, 28 e 31 indivíduos, respetivamente. No grupo 1, não houve diferença estatisticamente significativa na média de PI e PD e no número de locais com PD $\geq$ 4 mm aos 6 meses de acompanhamento, em comparação com a linha de base e o acompanhamento de 3 meses. Nos grupos 2 e 3, não houve diferença significativa no PI, BOP e PD aos 3 meses ($p > 0,05$) e 6 meses ($p > 0,05$) de acompanhamento. Não houve bolsas com PD $\geq$ 4 mm aos 3 e 6 meses de seguimento nos grupos 2 e 3. Não houve diferença no número de MT e nenhum dos indivíduos apresentou AL clínica em todos os grupos. Concluiu-se que, após FMUS, a inflamação gengival é pior em CS em comparação com indivíduos que vaporizam E-cigs e NS.[22]

Foi realizado um estudo prospetivo de controlo de casos para avaliar a prevalência e as caraterísticas das lesões da mucosa oral (LMOs) em ex-fumadores em comparação com consumidores de cigarros electrónicos (CEs) na Clínica Dentária da Universidade de Brescia. O estudo dividiu os pacientes inscritos em dois grupos com base nos seus hábitos,

ou seja, ex-fumadores e consumidores de CEs. Cada doente foi examinado para detetar possíveis lesões orais e, se necessário, foi uma zaragatoa ou biópsia da lesão para diagnóstico. No total, foram examinados 90 doentes, 45 dos quais eram ex-fumadores (grupo A) e 45 eram consumidores de CEs (grupo B). As LMO foram detectadas em 55 casos, dos quais 19/55 (34,6%) pertenciam ao grupo A e 36/55 (65,4%) ao grupo B. A estomatite por nicotina, a língua pilosa e a queilite angular foram significativamente mais comuns entre os consumidores de CE. Não se verificaram diferenças estatisticamente significativas em termos de prevalência total de LMO entre os ex-fumadores e os consumidores de CE. Os autores concluíram que foi detectado um aumento da prevalência de três tipos específicos de LMO entre os consumidores de CE.[23]

Foi realizado um inquérito transversal para explorar o conhecimento, a atitude e as práticas dos jovens adultos relativamente ao impacto da utilização de cigarros electrónicos na saúde oral. O instrumento de inquérito consistia em 33 perguntas que avaliavam o CAP dos participantes relativamente à utilização de CE e ao efeito que consideram ter na sua saúde oral. Verificou-se uma falta de conhecimento e familiaridade com os efeitos do vaping na saúde oral. Os participantes manifestaram a sua vontade de discutir os efeitos do vaporizador na saúde oral com profissionais de saúde dentária e a maioria reduziria ou deixaria de fumar se considerasse que era prejudicial para a sua saúde oral. Os participantes com idades compreendidas entre os 18 e os 24 anos eram mais susceptíveis de concordar que deixariam de fumar do que os participantes com idades compreendidas entre os 25 e os 34 anos. Os que visitam o seu dentista de 6 em 6 meses concordaram que deixariam de fumar, em comparação com os que não o fazem. Os autores concluíram que os inquiridos relataram um baixo conhecimento sobre as implicações do vaporizador na saúde oral, mas expressaram vontade de discutir o vaporizador com os seus profissionais dentários.[5]

Foi realizado um estudo transversal para examinar a associação entre o consumo de cigarros electrónicos e uma saúde oral deficiente na população adulta dos EUA. O estudo utilizou dados do Sistema de Vigilância de Factores de Risco

Comportamental de 2016. O inquérito foi realizado através de telefones fixos e celulares, utilizando um questionário que continha um conjunto central de perguntas rotativas. As informações obtidas foram auto-relatadas e fornecem estimativas de prevalência para condições de saúde comuns. A má saúde oral foi determinada pelo número de dentes permanentes removidos devido a causas não traumáticas, e o uso de cigarros electrónicos foi determinado pelo uso diário ou intermitente nos 30 dias anteriores à administração do inquérito. O estudo incluiu respostas a inquéritos de 456 343 adultos. Mais de metade dos inquiridos (51,5%) referiu ter tido pelo menos um dente permanente removido devido a cárie dentária ou doença gengival durante a sua vida. O consumo diário de cigarros electrónicos foi referido por 4957 (1,1%) dos inquiridos. Os autores concluíram que o uso diário de cigarros electrónicos estava associado a um aumento significativo das probabilidades de má saúde oral em adultos nos EUA.[24]

Foi realizado um estudo transversal para avaliar a relação entre a utilização de cigarros electrónicos (CE) e a saúde oral, incluindo "dor e/ou hemorragia gengival", "dor na língua e/ou no interior da bochecha" e "dentes rachados ou partidos" entre adolescentes. Os dados utilizados foram retirados do Twelfth Korean Youth Risk Behavior Web-based Survey (KYRBWS), 2016, do Ministério da Educação, do Ministério da Saúde e do Bem-Estar e do Centro Coreano de Controlo e Prevenção de Doenças. Relativamente à utilização de CE, 0,5% (n = 297) dos estudantes eram utilizadores diários, 1,9% (n = 1259) eram "utilizadores de 1 a 29 dias no último mês" e 5,9% (n = 3848) eram antigos utilizadores. No geral, 18,5% dos estudantes referiram ter tido "dor gengival e/ou sangramento", 11,0% referiram "dor na língua e/ou no interior da bochecha" e 11,4% referiram um "dente rachado ou partido" nos últimos 12 meses. Os autores concluíram que o uso de CE entre adolescentes pode ser um fator de risco para dor na língua e/ou no interior da bochecha e dentes rachados ou partidos.[25]

Foi realizado um estudo observacional para comparar os sintomas orais auto-avaliados e o estado periodontal clínico e radiográfico entre jovens fumadores de cigarros light e indivíduos que utilizam cigarros electrónicos (ENDS). Foi utilizado um questionário padronizado para recolher informações sobre a idade, o sexo, o nível de escolaridade (pós-graduação), a duração do consumo de cigarros (anos de maço) e a utilização de ENDS (cigarro eletrónico e JUUL), a frequência diária da utilização de ENDS e a história familiar de tabagismo. Foram determinadas a perda de inserção clínica (AL), o índice de placa (PI), a profundidade de sondagem (PD), o número de dentes em falta e a hemorragia à sondagem (BOP) ($p<0,05$). O mau hálito ($p<0,001$) e a dor nas gengivas ($p<0,001$) foram mais frequentemente relatados pelos fumadores de cigarros do que pelos utilizadores de ENDS. Em comparação com os que nunca fumaram, a dor nos dentes ($p<0,001$), o mau hálito ($p<0,001$) e a dor nas gengivas ($p<0,001$) foram mais frequentes nos fumadores de cigarros. Não houve diferença significativa na dor nos dentes, sangramento gengival, mau hálito e dor nas gengivas quando os utilizadores de JUUL foram comparados com os que nunca fumaram e com os utilizadores de cigarros electrónicos. O índice de placa e a profundidade de sondagem foram maiores nos fumadores de cigarros do que nos utilizadores de ENDS e nos que nunca fumaram. Os autores concluíram que a dor nos dentes e nas gengivas é mais frequentemente sentida pelos fumadores de cigarros do que pelos utilizadores de cigarros electrónicos e JUUL e pelos que nunca fumaram.[26]

Foi realizado um estudo transversal para examinar a associação entre os Sistemas Electrónicos de Libertação de Nicotina (SNE) e uma saúde oral deficiente entre os adolescentes. O estudo utilizou a base de dados da Avaliação Populacional do Tabaco e da Saúde (PATH), que incluía jovens com idades entre os 12 e os 17 anos que não relataram qualquer historial de problemas de saúde dentária no início do estudo. Os jovens que participaram de três ondas do estudo PATH (19 de outubro de 2015-23 de outubro de 2016 (Onda 3), 1 de dezembro de 2016-3

janeiro de 2018 (Onda 4), 1 de dezembro de 2018-30 de novembro de 2019 (Onda 5)) foram elegíveis para o presente estudo. Os adolescentes com um rendimento familiar inferior a USD 10000 tinham uma maior probabilidade de desenvolver problemas de saúde dentária. Depois de controlar as caraterísticas sócio-demográficas e o uso ao longo da vida de álcool e tabaco, qualquer disponibilidade de tabaco ou ENDS em casa, e ter parentes biológicos que já foram incomodados por SUD, não foram associados à saúde bucal. Os autores concluíram que o reforço do ambiente familiar, tanto a nível dos prestadores de serviços como no domínio da saúde pública, pode melhorar a saúde oral dos adolescentes.[27]

Foi realizado um estudo transversal para comparar o transporte oral de Candida entre fumadores de cigarros e cachimbos de água, utilizadores de cigarros electrónicos (E-cig) e nunca fumadores na Arábia Saudita. O estudo utilizou um questionário para recolher informações demográficas, hábitos de fumar e de vaporização e dados de saúde oral. Foram registadas as variáveis demográficas, o número de dentes em falta e a taxa de fluxo salivar total não estimulada. As amostras de Candida oral foram recolhidas e identificadas utilizando a técnica de cultura de enxaguamento oral concentrado e a PCR. O estudo incluiu 34 fumadores de cigarros (Grupo-1), 33 fumadores de cachimbo de água (Grupo-2), 30 utilizadores de E-Cig (Grupo-3) e 32 indivíduos que nunca fumaram (Grupo-4). Todos os participantes eram do sexo masculino e tinham idades médias semelhantes. As taxas de transporte oral de Candida foram de 100% para os grupos 1 e 2, 83,3% para o grupo 3 e 50% para o grupo 4. Em todos os grupos,

C. albicans foi a espécie de levedura oral mais frequentemente isolada. Foram observadas taxas de transporte de C. albicans significativamente mais elevadas nos grupos 1, 2 e 3 em comparação com o grupo 4 ($p < 0{,}05$). Não houve diferenças significativas no transporte de leveduras orais entre os grupos 1, 2 e

3. Os autores concluíram que os utilizadores de cigarros, cachimbo de água e E-Cig apresentaram níveis notavelmente mais elevados de presença oral de C. albicans em comparação com aqueles que nunca fumaram.[28]

Foi realizado um inquérito na Internet para avaliar os níveis de cotinina na saliva de utilizadores experientes de cigarros electrónicos (vapers). Foram incluídos no inquérito 71 utilizadores de cigarros electrónicos que se inscreveram principalmente através de sites e fóruns relacionados com cigarros electrónicos. As amostras de saliva foram recolhidas por correio e as medições incluíram a utilização de cigarros electrónicos, tabaco e medicamentos com nicotina. A análise da saliva foi efectuada por cromatografia líquida-espetrometria de massa para medir os níveis de cotinina. A maioria dos participantes (89%) eram ex-fumadores, com 92% a utilizarem diariamente cigarros electrónicos durante uma média de 12 meses e a ingerirem uma mediana de 150 vezes por dia (média = 220 inalações/dia). A concentração mediana de nicotina nos líquidos de recarga era de 16 mg/ml (média = 16,4). Entre os utilizadores de cigarros electrónicos que não tinham consumido tabaco ou medicamentos com nicotina nos últimos 5 dias, o nível mediano de cotinina era de 353 ng/ml (média = 374). Foi observada uma relação positiva entre os níveis de cotinina e a concentração de nicotina nos líquidos electrónicos, bem como o número de cigarros fumados por dia antes de deixar de fumar. Os autores concluíram que os utilizadores proficientes de cigarros electrónicos poderiam obter grandes quantidades de nicotina dos cigarros electrónicos, comparáveis aos níveis obtidos pelos fumadores de cigarros.[29]

DISCUSSÃO

O consumo de cigarros diminuiu significativamente durante as últimas décadas. No entanto, este declínio abrandou e alguns peritos prevêem atualmente um aumento do tabagismo, alimentado pela crescente popularidade dos produtos de tabaco alternativos. O mais comum destes produtos são os sistemas electrónicos de libertação de nicotina (ENDS)[27].

No total, foram revistos dezanove estudos para avaliar o impacto dos sistemas electrónicos de libertação de nicotina (SNE) na saúde oral. Estes estudos discutem o:

- Tipos de ENDS
- Componentes químicos em ENDS
- Efeitos adversos orais em utilizadores de ENDS

TIPOS DE FINAIS

Os consumidores de ENDS utilizam principalmente o JUUL (10-JUUL, 2-Suorin, 1 Smok e 1 VOOPOO).[5,30,31] O JUUL tem um design elegante e não produz uma grande nuvem de vapor, ao contrário dos cigarros electrónicos tradicionais, e pode ser guardado na palma da mão.[26]

Para além do JUUL, um estudo menciona a utilização de HTP. Os HTP aquecem o tabaco a uma temperatura suficientemente elevada para libertar aerossóis, sem o queimar ou produzir fumo. Distingue-se das ENDS pelo facto de aquecer uma folha/folha de tabaco e não um líquido.[18]

COMPONENTES QUÍMICOS NAS EXTREMIDADES

Os componentes do vapor dos cigarros electrónicos têm propriedades citotóxicas, genotóxicas e carcinogénicas.[32]

Os seguintes produtos químicos foram encontrados nos estudos incluídos: aldeídos, acetaldeído, acroleína, formaldeído e metais pesados como o níquel, o estanho e o chumbo.[17,23,24,32]

Os aerossóis de CE causaram citotoxicidade nas células epiteliais orais, e os mecanismos moleculares podem ser devidos ao stress oxidativo induzido por substâncias tóxicas presentes nos aerossóis de CE. Além disso, os CEs aumentaram as respostas inflamatórias e pró-senescência em células epiteliais orais e fibroblastos periodontais.[25,27]

O stress carbonílico mediado pela exposição ao cigarro eletrónico conduz a um aumento dos níveis de prostaglandina-E2 e ciclo-oxigenase-2 no epitélio gengival humano.[16]Humectantes como o glicerol e o propilenoglicol, quando oxidados, conduzem à formação de aldeídos como o formaldeído, o acetaldeído e a acroleína no vapor do cigarro eletrónico. Estas espécies de radicais livres são bem conhecidas como agentes genotóxicos e demonstraram criar inflamação que conduz a danos nos tecidos. O propilenoglicol, quando aquecido e aerossolizado, é convertido em óxido de propileno, que é considerado um agente cancerígeno para os seres humanos.[19,32] A acroleína provoca um aumento do stress oxidativo celular num modelo queratinocítico de exposição oral, provavelmente devido à redução dos níveis de glutatião (GSH). O acetaldeído, a acroleína e o formaldeído dos CE, especialmente os níveis mais elevados de aldeídos dos dispositivos de CE de nova geração, indicaram os riscos da utilização de CE. A acroleína é produzida principalmente pela degradação da glicerina, e o acetol e o 2-propen-1-ol foram produzidos principalmente a partir do propilenoglicol, enquanto o formaldeído teve origem em ambos. Além disso, os e-líquidos com aromatizantes apresentaram gamas particularmente elevadas de substâncias químicas, o que suscita preocupações quanto à sua potencial toxicidade em caso exposição oral crónica. A duração média das baforadas dos líquidos sem nicotina foi significativamente mais longa do que a dos líquidos com nicotina (36 mg/ml).[25]

As aminas policíclicas como a nicotina e os benzopirenos, presentes no tabaco, podem ativar a produção de melanina pelos melanócitos, talvez como um mecanismo de proteção da mucosa oral contra os agentes do tabaco.[23] Os componentes aromatizantes dos fluidos dos CEs também aumentam a frequência de irritação bucal especialmente com o mentol e a canela.[32]

EFEITOS ADVERSOS ORAIS EM UTILIZADORES FINAIS

A utilização de electrónicos está a aumentar, sobretudo entre os CS que tentam deixar de fumar. Os efeitos adversos observados nos utilizadores de ENDS são discutidos nas rubricas seguintes:

- Efeitos nos tecidos moles
- Efeitos nos tecidos duros.

Efeitos nos tecidos moles:

- Saúde periodontal
- Metabolitos salivares
- Xerostomia
- Lesões da mucosa oral
- Queimaduras e lesões associadas
- Microbioma oral Efeitos nos tecidos duros:
- Lesões dentárias traumáticas
- Cáries dentárias
- Cor do esmalte

EFEITOS NOS TECIDOS MOLES

Saúde periodontal

Foi demonstrado in vitro que a vaporização com aromatizantes aumenta o stress oxidativo e os níveis de citocinas pró-inflamatórias nos fibroblastos do ligamento periodontal humano e no epitélio gengival humano. A exposição de vapores ENDS aos tecidos gengivais aumenta os níveis de COX-2 e PGE2, aumentando assim a expressão de RAGE nestes tecidos.[30]

Um estudo observacional sugere que os indivíduos que praticam a vaporização apresentam um estado periodontal semelhante ao dos não fumadores após uma destartarização ultra-sónica de boca inteira. A nicotina, um dos principais constituintes do fumo do tabaco e, frequentemente, do vapor dos cigarros electrónicos, exerce um efeito vasoconstritor nos vasos sanguíneos gengivais, reduzindo assim a microcirculação gengival. Os resultados do estudo mostram que a BOP foi significativamente mais elevada no grupo de não fumadores (38,2± 6,5 na linha de base e 10,4± aos 6 meses de acompanhamento) em comparação com o grupo CS e o grupo CE. Isto sugere que os fumadores e os indivíduos que fumam podem permanecer inconscientes da inflamação periodontal em curso durante um período prolongado devido a uma redução da hemorragia gengival.[22] As provas sugerem que outros componentes do cigarro eletrónico, como o propilenoglicol, um componente importante do líquido eletrónico, podem induzir a inflamação oral e a senescência dos fibroblastos periodontais. A prevalência de má saúde oral (55,5%) foi superior à de boa saúde oral (44,5%) entre os utilizadores diários de cigarros electrónicos.[24]

Independentemente da possibilidade de a BOP estar mascarada nos utilizadores de ENDS, os resultados de um questionário não revelaram qualquer diferença estatisticamente significativa na PI, PD, clínica e MBL entre os indivíduos que utilizam ENDS e os que nunca fumaram. Este facto poderá estar possivelmente associado à duração relativamente curta (aproximadamente 1 ano) da utilização de cigarros electrónicos e JUUL entre os utilizadores de ENDS. A utilização crónica de cigarros electrónicos e JUUL está associada a um aumento de , PD, AL clínica, dentes em falta e MBL entre os utilizadores de ENDS em comparação com os que nunca fumaram. Para os fumadores de tabaco, é muitas vezes difícil deixar de fumar, uma vez que a nicotina (um dos principais constituintes do tabaco) é viciante e a sua retirada provoca sintomas como frustração, raiva, dores de cabeça e falta de atenção. Os utilizadores de cigarros electrónicos e de JUUL consideram que não são prejudiciais para a saúde. Foi relatado que os líquidos ENDS e os seus sabores artificiais danificam os fibroblastos periodontais e o tecido epitelial oral[26].

Os resultados de uma revisão sistemática sobre o impacto do vaporizador na periodontite mostraram diferenças na BOP que podem ser atribuídas à presença de nicotina nos cigarros electrónicos. Uma redução do BOP é um efeito mais negativo do que positivo, uma vez que a hemorragia gengival é um sintoma que pode alarmar os doentes quanto à necessidade de tratamento profissional. Sem sangramento, o primeiro sintoma clínico que o paciente pode perceber é a mobilidade dentária, num estágio mais avançado da doença periodontal. Os resultados da DP mostraram profundidades de bolsa mais profundas nos utilizadores de vape em comparação com o controlo. Um local de bolsa mais profundo levanta uma bandeira para uma possível região de inflamação com maior destruição tecidual.[16] O efeito supressor do uso de cigarros eletrônicos no sangramento gengival, no entanto, pode não ser tão forte quanto o dos cigarros convencionais.[32]

Embora os efeitos da nicotina nos tipos de tecido da mucosa oral sejam conhecidos em muitos aspectos, a influência dos componentes aromatizantes regularmente adicionados, bem como das substâncias transportadoras propilenoglicol (PG) e glicerol, especialmente após a vaporização, é sobretudo desconhecida. As concentrações elevadas de mentol são mais susceptíveis de causar irritação da mucosa oral do que as concentrações elevadas de nicotina. Os principais problemas estão associados a diferentes parâmetros, como a tensão da bobina, a topografia da inalação e as taxas de administração de nicotina; além disso, é necessário ter em conta que a maioria dos utilizadores de cigarros electrónicos pode ter fumado anteriormente cigarros convencionais. Para além da redução da perfusão gengival induzida pela nicotina a longo prazo, os aspectos relacionados com o doente (melhor higiene oral nos utilizadores de cigarros electrónicos do que nos não fumadores) ou dependentes do examinador (a variação da pressão de sondagem pode levar a resultados falso-positivos ou falso-negativos ou a hemorragias menores não detectadas) também podem ser factores de influência.[15]

Uma revisão sistemática e uma meta-análise relataram um aumento significativo da profundidade de sondagem entre os fumadores de cigarros em comparação com os utilizadores de cigarros electrónicos e os não fumadores. A causa suspeita pode ser atribuída à nicotina, que induz danos nas membranas celulares, degeneração dos tecidos, danos nas células endoteliais e alterações no músculo vascular de uma forma dependente da concentração.[15]

Metabolitos salivares

As citocinas são definidas como proteínas de baixo peso molecular produzidas por uma célula que actua sobre outra célula dentro do mesmo perímetro. As citocinas sustentam as células imunitárias e as células do tecido periodontal para orquestrar a periodontite e propagar o processo inflamatório após a invasão bacteriana. O stress oxidativo é um processo inflamatório definido como um desequilíbrio entre a produção excessiva de espécies reactivas de oxigénio e os mecanismos antioxidantes.[23] A saliva é um fluido biológico complexo que contém um amplo espetro de biomarcadores do estado de saúde e doença. Os metabolitos salivares, produzidos por microrganismos orais, apresentam as alterações nas vias metabólicas orais. Por conseguinte, é sugerida como uma fonte potencial de biomarcadores para avaliar as doenças orais.[33] O fumo de bebidas não alcoólicas aumenta o stress oxidativo e a resposta inflamatória.[19] Estudos in vitro mostraram que as bebidas não alcoólicas com aromatizantes aumentam o stress oxidativo e os níveis de citocinas pró-inflamatórias nos fibroblastos do ligamento periodontal humano e no epitélio gengival humano.[22] Além disso, foram encontradas partículas de metais pesados, um potencial mediador do stress oxidativo celular, nos aerossóis das bebidas não alcoólicas.[21]

Não foram observadas diferenças nos níveis salivares de IL-6 ou IL-8 entre os que nunca fumaram e os utilizadores de ENDS. Estes demonstraram níveis elevados de IL-1b e TNF-a em comparação com os que nunca fumaram. O aumento da inflamação na cavidade oral é um fator de risco para o desenvolvimento de periodontite. Especificamente, estudos demonstraram que a IL-1b e o TNF-a contribuem para a destruição dos tecidos moles na doença periodontal. A IL-1b e o TNF-a contribuem para o aumento da produção de metaloproteinases de matriz que são consideradas biomarcadores da doença periodontal devido ao seu papel na destruição dos tecidos.[34] O perfil de metabolitos fornece uma avaliação abrangente da função fisiológica que é útil na identificação de preocupações de toxicidade e no estabelecimento de biomarcadores de exposição e doença. O perfil de metabolitos é feito para examinar as alterações nos metabolitos da saliva em utilizadores de ENDS. O metabolito mais significativamente diferente entre os grupos foi a cotinina, o metabolito primário da nicotina, que foi elevado 120,28 vezes nos utilizadores de ENDS em comparação com os que nunca fumaram tabaco. Foram também encontrados outros metabolitos da nicotina na saliva, como a anabasina, que foi elevada em 72,37 vezes nos utilizadores de ENDS. O perfil dos metabolitos determinou que o metabolismo do ácido araquidónico era diferente nos consumidores de bebidas sem combustão em comparação com os que nunca fumaram. Especificamente, foram observadas elevações significativas na prostaglandina G2 (3,21 vezes), 16-fenoxi-tetranor prostaglandina E2 (4,59 vezes) e 17-fenil trinor-13,14-dihidro prostaglandina A2 (14,79 vezes) nos utilizadores de bebidas sem álcool. O S-(PGA1)-glutatião foi inferior (0,41 vezes), o que sugere uma diminuição do metabolismo da prostaglandina A1 nos consumidores de bebidas sem combustão em comparação com os que nunca fumaram. Além disso, os utilizadores de ENDS demonstraram quantidades mais elevadas de éster metílico de leucotrieno D4 (3,80 vezes) e leucotrieno E4 (3,35 vezes). No seu conjunto, estas diferenças sugerem um maior metabolismo do ácido araquidónico através das ciclo-oxigenases e das lipoxigenases, levando à produção de prostaglandinas e leucotrienos, respetivamente. Foram observadas elevações nestes mediadores inflamatórios em pacientes com periodontite.[34]

Xerostomia

A xerostomia está relacionada com a redução do nível de fluxo salivar devido ao envelhecimento, a alguns medicamentos ou a outras condições. Este facto é apoiado por provas de estudos que mostram que os riscos comuns para a saúde da utilização de CE incluem boca seca, feridas/inflamação da boca ou da língua e secura da membrana mucosa [6,25].

Lesões da mucosa oral

Existem alguns estudos que abordam o efeito direto do consumo de CE na saúde, especialmente no que diz respeito à mucosa oral. A prevalência de LMOs foi maior entre os consumidores de CE. Uma das lesões mais comuns foi a melanose do fumador.[23]

A ocorrência de língua pilosa foi observada com maior prevalência entre os consumidores de CE do que entre os ex-fumadores. Existem numerosos factores iniciadores ou predisponentes para o revestimento anormal na superfície dorsal da língua, particularmente com as alterações de pH associadas ao tabagismo. As alterações da mucosa podem também resultar de outros factores, ou seja, os efeitos de secagem da mucosa, as temperaturas intra-orais elevadas, as alterações do pH intra-oral, a alteração local das barreiras membranares e das respostas imunitárias, ou a alteração da resistência a infecções fúngicas e virais.[23]

Embora os efeitos da nicotina nos tipos de tecido da mucosa oral sejam conhecidos em muitos aspectos, a influência dos componentes aromatizantes regularmente adicionados, bem como das substâncias transportadoras propilenoglicol (PG) e glicerol, especialmente após a vaporização, é sobretudo desconhecida. Concentrações elevadas de mentol são mais susceptíveis de causar irritação da mucosa oral do que concentrações elevadas de nicotina.[15]

Queimaduras e lesões associadas

Verifica-se um aumento da incidência de queimaduras e outras lesões relacionadas com a utilização destes dispositivos. A forma específica de construção dos dispositivos torna-os susceptíveis a explosões. Foram comunicados níveis elevados de cobalto e manganês no plasma de um doente devido a uma explosão de FDS. Quando os dispositivos ENDS se inflamam ou explodem na proximidade do rosto (por exemplo, quando se fuma), existe um risco de lesão ocular. Na maioria dos casos (62%), as ENDS (ou uma bateria isolada) sobreaqueceram, inflamaram-se e/ou explodiram nos bolsos das calças. Em 10% dos casos, os dispositivos causaram lesões enquanto estavam a ser utilizados e noutros 10% enquanto estavam na mão sem serem activados. Setenta e sete por cento dos casos sofreram lesões nos membros inferiores (principalmente na coxa), 43% nos membros superiores (principalmente na mão) e 10% nos órgãos genitais, e 8% sofreram lesões na face. A área de superfície corporal total (TBSA) média foi de 4,72% (variação de 0%-16%), sendo a profundidade de queimadura mais frequente uma combinação de queimaduras de espessura parcial e de espessura total, seguida de queimaduras de espessura parcial isoladas. A exposição ocular a substâncias alcalinas pode causar lesões significativas na córnea, conjuntiva e segmento anterior, que têm um mau prognóstico dependendo do grau da lesão.[31,35]

Microbioma oral

Dada a prevalência de candidíase e sintomas relacionados entre os utilizadores de cigarros electrónicos, seria prever uma influência no microbioma oral. A candidíase oral, causada principalmente por Candida albicans, foi significativamente mais prevalente nos utilizadores de cigarros electrónicos em comparação com os não fumadores/não vapers e a prevalência de candidíase não diferiu da dos fumadores de cigarros convencionais.[28] Outro estudo concluiu que os utilizadores de cigarros electrónicos tinham uma frequência significativamente mais elevada de candidíase hiperplásica em comparação com os antigos fumadores de cigarros convencionais.[23]

A exposição ao vapor do cigarro eletrónico com ou sem nicotina promoveu o crescimento, o teor de quitina e o comprimento das hifas de C. albicans, e aumentou a expressão de genes virulentos de C. albicans como SAP2, SAP3 e SAP9. A co-cultura com C. albicans exposta ao vapor eletrónico aumentou a diferenciação das células epiteliais gengivais e reduziu o crescimento deste organismo.[36]

O herpes oral foi relatado por alguns utilizadores de cigarros electrónicos.[37] Os investigadores também consideraram alterações nos componentes salivares que afectam a microbiota oral. A imunoglobulina A, a lactoferrina e as lisozimas exercem uma atividade antimicrobiana no ambiente oral.[32] utilizadas técnicas de sequenciação de nova geração para estudar o efeito da utilização de cigarros electrónicos no microbioma oral. Foram apresentados dois estudos que sugeriam que o microbioma oral dos utilizadores de cigarros electrónicos pode ser distinto, com uma maior abundância de Proteobactérias, bem como dos agentes patogénicos oportunistas Rothia e Haemophilus.[38] Além disso, identificaram 1353 genes microbianos exclusivos dos utilizadores de cigarros electrónicos que codificavam a resistência aos antibióticos, a motilidade, a quimiotaxia, a resposta ao stress, a transferência horizontal de genes, a parede celular, a aquisição de ferro e o transporte de membranas. Estas funções foram atribuídas a vários agentes patogénicos pertencentes a géneros que incluem Fusobacteria e Prevotella.[32]

Verificou-se que os e-líquidos aromatizados são frequentemente mais doces e pegajosos do que os não aromatizados, promovendo a adesão bacteriana e reduzindo a flora comensal normal, com disbiose do microbioma oral.[18]

EFEITOS NOS TECIDOS DUROS

Lesões dentárias traumáticas

O uso de CE foi associado a um aumento significativo da probabilidade de dentes rachados ou partidos ou de dor na língua e/ou no interior da bochecha. A nicotina pode ser um fator que contribui para os casos de dentes rachados ou partidos. A xerostomia, devida ao uso de CE, pode estar relacionada com dentes rachados ou partidos. O chumbo, que surge devido à solda do CE, pode ser uma das causas de dentes rachados ou partidos. Esta evidência é apoiada pelo relatório que mostrou que a exposição ambiental ao chumbo estava associada a um aumento da prevalência de cáries dentárias entre crianças de 5 a 17 anos população dos EUA. Além disso, o chumbo foi medido no lixiviado de cigarros electrónicos eliminados a níveis tão elevados como 50mg/L.[25] A nicotina, um constituinte principal em muitos cigarros electrónicos, pode ter um papel patogénico na perda de dentes devido à sua capacidade de reduzir a mineralização dos dentes através de uma sinalização genética alterada e da ativação de vias inflamatórias.[24]

Cáries dentárias

A cárie dentária pode ter complicações graves e duradouras. A nicotina também potencia a formação de biofilmes e a atividade metabólica do Streptococcus mutans, aumentando o desenvolvimento de cáries. A produção de ácido nos biofilmes diminui o pH local para um nível que aumenta a desmineralização da dentina e do esmalte, resultando num potencial sinergismo entre os modos químico e mecânico. Foi demonstrado que a inalação de CE altera a imunidade inata e aumenta a virulência das bactérias colonizadoras. Um estudo indicou que os dispositivos de libertação de nicotina não conseguiam fornecer nicotina à corrente sanguínea a níveis iguais aos dos cigarros de tabaco no mesmo período de tempo de utilização. Sugeriu que a nicotina dos aerossóis das ENDS não é absorvida pelos pulmões mas pela mucosa oral, que a absorção de nicotina ocorre a uma taxa semelhante à das terapias de substituição da nicotina e que uma parte significativa nicotina depositada na mucosa oral parece ser engolida. Um estudo concluiu que uma medida da cárie dentária piorou significativamente ao longo de um período de 6 meses numa coorte de utilizadores de cigarros electrónicos. A combinação da viscosidade dos líquidos electrónicos e dos sabores doces pode aumentar o potencial cariogénico dos cigarros electrónicos. A exposição a aerossóis de cigarros electrónicos aromatizados pode potenciar as bactérias cariogénicas.[32] S. mutans evoluiu para sobreviver em ambientes difíceis, desenvolvendo uma flexibilidade metabólica notável. O S. mutans é frequentemente exposto ao butirato de etilo no biofilme oral e, no mínimo, tolera ou, como sugerido pelos resultados, pode aumentar o desenvolvimento do biofilme em resposta. Streptococcus, Actinomyces e Lactobacillus, através da glicólise clássica, metabolizam os hidratos de carbono em acetato no biofilme oral. Utilizando AFM, verificou-se que as forças adesivas entre S. mutans e a superfície do esmalte aumentam em função do número de puffs. Os e-líquidos comerciais contêm vários aditivos, incluindo sacarose, substitutos do açúcar e ácidos, alguns em concentrações muito mais elevadas. Isto sugere que o dano real à superfície do esmalte dentário pode variar com os constituintes presentes nos e-líquidos. Uma vez que o e-líquido sofre degradação térmica quando é aerossolizado, a concentração de aromas no aerossol resultante pode ser diferente da concentração de aromas e-líquido inicial.[39] Um estudo referiu que a quantidade de sucralose nos aerossóis pode ser alterada pelos sistemas de distribuição dos cigarros electrónicos, como o desenho do pavio e o tamanho da boquilha, e, curiosamente, não necessariamente pela tensão ou resistência do elemento de aquecimento metálico.[40]

Cor do esmalte

Sabe-se que o consumo de cigarros convencionais é capaz de provocar a descoloração dos dentes e alterar a estabilidade da cor de diferentes materiais dentários, levando à insatisfação com a aparência do indivíduo. Medir a cor diferença é um desafio, dada a variação individual na perceção humana. Os FDS produzem níveis muito mais baixos da maioria dos tóxicos associados à combustão convencional do tabaco, mas o mesmo não se aplica às partículas. A distribuição e o número de partículas libertadas pelos dispositivos ECIG são semelhantes aos dos cigarros convencionais. Ao contrário dos cigarros convencionais, os dispositivos ENDS não queimam nem emitem fumo, mas produzem um aerossol. Por conseguinte, o aerossol dos dispositivos ENDS não é uma fonte de exposição ao monóxido de carbono, um elemento de combustão fundamental do fumo dos cigarros convencionais. O WID aumentou após a exposição ao ECIG, devido redução de b* nas amostras de mentol e tabaco, o que pode sugerir uma diminuição da cor amarela dessas amostras. Provavelmente, o mesmo não aconteceu com o esmalte exposto ao aerossol do e-líquido neutro do ECIG, uma vez que a DIC diminuiu, o que sugere que se poderá perder alguma perceção da brancura. A justificação para esta diferença pode estar na cor do líquido - o e-líquido com sabor a mentol é verde, enquanto o tabaco é castanho.[41]

LIMITAÇÕES

• A literatura utilizada nesta revisão limitou-se à pesquisa na MEDLINE e no Google Scholar. A maioria dos estudos tinha desenhos de estudo transversais que não podiam provar definitivamente a causalidade. No entanto, puderam estabelecer associações entre a utilização de FDS e os resultados em termos de saúde oral.

• Os dispositivos ENDS e os e-líquidos variam muito em termos de conceção, concentração de nicotina e componentes químicos (por exemplo, nicotina, diacetilo, matéria particular ultrafina, compostos orgânicos voláteis como o benzeno e metais pesados como o níquel, o estanho e o chumbo). Esta variabilidade a generalização dos resultados e pode obscurecer os mecanismos específicos através dos quais os FDS afectam a saúde oral.

• A utilização de SNE é frequentemente uma atividade relativamente nova e a duração da atividade até ao momento da investigação pode ser demasiado curta para estudar e expressar todos os seus efeitos.

• Muitos utilizadores de ENDS são utilizadores duplos de produtos de tabaco tradicionais ou de outras substâncias (por exemplo, canábis, álcool), o que torna difícil isolar os efeitos dos ENDS na saúde oral.

• Não houve uniformidade nos métodos de avaliação entre os estudos incluídos nesta revisão. No entanto, é essencial reunir e sintetizar as evidências disponíveis sobre o potencial impacto dos FDS na saúde oral.

• A maioria dos estudos comparou os ENDS ou HTP com os cigarros tradicionais para avaliar se o vaping é menos prejudicial para a saúde oral do que o consumo de cigarros. Embora estas comparações ofereçam informações valiosas, são necessárias análises mais pormenorizadas devido às diferenças significativas entre os líquidos electrónicos, como a concentração de nicotina, os aromatizantes e outros componentes, que podem afetar os resultados de forma diferente dos cigarros convencionais.

RECOMENDAÇÕES

- É necessário realizar estudos longitudinais com um período de acompanhamento mais longo para avaliar os efeitos crónicos da utilização de FDS na saúde oral.
- Os estudos clínicos devem incluir medidas/ferramentas de avaliação fiáveis e válidas para captar a dose de exposição, avaliar os resultados em termos de saúde oral, controlar rigorosamente os factores de confusão relacionados com a saúde oral e ter grupos de comparação validados com biomarcadores rigorosamente controlados de fumadores convencionais, utilizadores de cigarros electrónicos e não fumadores.
- É necessário estudar o impacto dos novos produtos do tabaco, como os dispositivos que não queimam ou as saquetas de nicotina, juntamente com os ENDS, para determinar se os riscos para a saúde oral diferem consoante as categorias de produtos.
- É necessário estudar o papel dos agentes aromatizantes, do propilenoglicol e de outros componentes dos líquidos de SDE na exacerbação ou atenuação dos riscos para a saúde oral (por exemplo, erosão do esmalte, irritação dos tecidos moles)
- É necessário investigar os padrões de utilização de FDS que diferem entre grupos demográficos (por exemplo, idade, sexo, estatuto socioeconómico) e os padrões que influenciam os resultados em termos de saúde oral.
- Defender a integração do historial de utilização de produtos consumidores de energia nas avaliações dentárias de rotina, criando orientações para os dentistas sobre a deteção precoce de problemas de saúde oral relacionados com os produtos consumidores de energia.

PAPEL DOS DENTISTAS

•Os dentistas devem enfatizar a forma como o abandono do consumo de nicotina, incluindo os produtos sem combustão, contribui para a saúde e o bem-estar geral, incluindo a saúde oral. Esta abordagem holística pode ser mais motivadora para os doentes.

•Durante os check-ups dentários, os dentistas podem perguntar regularmente aos pacientes sobre o seu consumo de tabaco, incluindo a utilização de cigarros electrónicos e de outros produtos sem combustão.

•Os dentistas podem utilizar técnicas de entrevista motivacional para incentivar os doentes a considerarem a possibilidade de deixar de fumar. Os dentistas podem ajudar os doentes a estabelecer objectivos realistas para deixar de fumar, dar apoio contínuo e acompanhar os seus progressos durante as visitas regulares ao dentista. Um acompanhamento consistente pode reforçar o empenhamento do doente em deixar de fumar.

•Os dentistas podem encaminhar os pacientes para programas de cessação tabágica, conselheiros ou prestadores de cuidados de saúde especializados na dependência da nicotina. Podem também recomendar recursos como linhas de apoio para deixar de fumar, aplicações móveis e grupos de apoio online concebidos para ajudar a deixar de fumar.

•No caso dos adolescentes e jovens adultos, envolver os pais ou tutores nas discussões sobre a utilização de ENDS pode ser benéfico. Educar as famílias sobre os riscos e encorajá-las a apoiar os esforços de cessação pode criar um ambiente familiar mais favorável.

SIGNIFICADO CLÍNICO

•A utilização de FDS tem sido associada a inflamação e irritação da mucosa oral. O aerossol aquecido e os produtos químicos presentes nos líquidos electrónicos (como o propilenoglicol, a glicerina, a nicotina e os aromatizantes) podem irritar os tecidos moles da boca. Tal como acontece com o tabagismo tradicional, a utilização de cigarros electrónicos está associada a um risco acrescido de inflamação gengival. A nicotina, um ingrediente comum nos líquidos electrónicos, provoca vasoconstrição, o que pode prejudicar a cicatrização e promover a doença periodontal.

•O propilenoglicol e a glicerina presentes nos e-líquidos são higroscópicos, o que significa que atraem água. Esta propriedade pode levar à secura da boca (xerostomia), que reduz o fluxo de saliva, um mecanismo de proteção natural contra as cáries. Um ambiente oral seco promove o crescimento de bactérias cariogénicas, aumentando o risco de cárie dentária.

•A utilização de FDS tem sido associada a alterações no microbioma oral, favorecendo o crescimento de bactérias patogénicas que podem conduzir a doenças periodontais e cáries. Esta alteração do equilíbrio microbiano pode dever-se aos efeitos da nicotina e de outros químicos no ambiente oral.

•Embora os ENDS possam expor os utilizadores a menos substâncias nocivas do que os cigarros tradicionais, continuam a conter substâncias tóxicas que podem representar riscos para a saúde. A presença de metais pesados, compostos orgânicos voláteis (COV) e outros produtos químicos no vapor dos cigarros electrónicos é uma preocupação tanto para os utilizadores como para as pessoas expostas ao aerossol passivo.

•Alguns indivíduos utilizam tanto as SDE como os cigarros tradicionais, em vez de mudarem completamente. Este padrão de dupla utilização pode não reduzir significativamente os riscos globais para a saúde e pode contribuir para uma dependência sustentada da nicotina

• A nicotina contida nos cigarros electrónicos é viciante e a sua utilização pode levar a uma exposição contínua aos efeitos nocivos associados à dependência da nicotina. A utilização prolongada pode causar problemas crónicos de saúde oral semelhantes aos observados nos fumadores tradicionais.

IMPORTÂNCIA PARA A SAÚDE PÚBLICA

• A presença de substâncias potencialmente cancerígenas no vapor dos cigarros electrónicos (como o formaldeído, o acetaldeído e a acroleína) suscita preocupações quanto aos riscos de cancro a longo prazo associados à sua utilização.

• As ENDS são frequentemente comercializadas como uma alternativa menos nociva aos cigarros de combustível tradicionais. Para os fumadores actuais, a mudança total para as SNE poderia reduzir potencialmente a exposição a substâncias nocivas presentes no fumo do cigarro, como o alcatrão e muitos carcinogéneos. Alguns estudos sugerem que os cigarros electrónicos podem ajudar alguns fumadores a reduzir ou a deixar de fumar completamente.

• Uma das maiores preocupações em termos de saúde pública relativamente às FDS é a sua popularidade entre adolescentes e jovens adultos. As SDE podem servir de porta de entrada para a dependência da nicotina, conduzindo potencialmente à utilização de cigarros tradicionais e de outros produtos com nicotina. Os sabores apelativos, a facilidade de utilização e as tácticas de marketing dirigidas aos jovens contribuíram para esta tendência

• O aparecimento dos dispositivos portáteis de libertação de substâncias tem o potencial de renormalizar comportamentos semelhantes ao tabagismo, que os esforços de saúde pública têm procurado estigmatizar nas últimas décadas. Esta situação poderá comprometer os progressos realizados na redução das taxas de tabagismo e na alteração da perceção do tabagismo como um comportamento socialmente inaceitável.

• Os efeitos a longo prazo para a saúde decorrentes da utilização de SNE ainda não são totalmente conhecidos. Embora apresentem provavelmente menos riscos do que fumar, a inalação da nicotina, dos aromatizantes e de outros produtos químicos (como o formaldeído, o acetaldeído e a acroleína) presentes no aerossol pode ter consequências negativas para a saúde. Os relatos de lesões pulmonares associadas aos cigarros electrónicos ou à vaporização (EVALI) suscitaram preocupações quanto à segurança de alguns produtos, nomeadamente os que contêm tetra-hidrocanabinol (THC) ou acetato de vitamina E.

•A rápida evolução do mercado das ENDS, incluindo a introdução de novos produtos e formulações, coloca desafios aos reguladores. As agências de saúde pública devem equilibrar os potenciais benefícios das ENDS para a cessação tabágica com a necessidade de prevenir a iniciação dos jovens e minimizar os riscos. É necessária uma regulamentação eficaz para controlar a segurança dos produtos, as práticas de marketing e o acesso, especialmente entre os menores.

•As campanhas de saúde pública são essenciais para educar o público, especialmente os jovens, sobre os riscos associados à utilização de ENDS.

•O mercado dos FDS está inundado de informações contraditórias, o que pode levar à confusão do público. Uma comunicação clara e baseada em provas por parte das autoridades de saúde é crucial para garantir que o público tome decisões informadas sobre a utilização de ENDS.

Por conseguinte, a utilização de FDS continua a ser um método popular de consumo de nicotina, apesar dos seus conhecidos riscos para a saúde. No entanto, as FDS tornaram-se frequentemente uma porta de entrada para o consumo continuado de nicotina e não uma ajuda para deixar de fumar. Embora as FDS não tenham sido aprovadas pela FDA para a cessação tabágica, estão amplamente disponíveis e são frequentemente comercializadas de forma apelativa. A dupla utilização (utilização de cigarros tradicionais e de SNE) é uma ocorrência comum. Existe a preocupação de que as ENDS possam levar os não fumadores a começar a fumar. Embora as FDS contenham menos substâncias nocivas do que os cigarros tradicionais, continuam a representar riscos significativos para a saúde. A variedade de ENDS e os diferentes níveis de emissões tóxicas tornam difícil avaliar com exatidão o seu risco global. Embora o objetivo dos ENDS fosse ajudar as pessoas a deixar de fumar, contribuíram para uma nova era de dependência da nicotina.

RESUMO E CONCLUSÃO

O rápido crescimento dos Sistemas Electrónicos de Libertação de Nicotina (SNE), vulgarmente conhecidos como cigarros electrónicos ou vapes, suscitou debates generalizados sobre saúde pública. Os ENDS são comercializados como uma alternativa mais segura aos cigarros de tabaco tradicionais e a sua utilização tem aumentado drasticamente, especialmente entre as populações mais jovens. Embora o impacto do tabaco tradicional na saúde oral tenha sido amplamente estudado, os efeitos dos cigarros electrónicos ainda estão a ser explorados. Esta revisão centra-se nos resultados da investigação atual sobre a relação entre os sistemas electrónicos de libertação de nicotina (ENDS) e a saúde oral. Os ENDS são dispositivos alimentados a pilhas que aquecem um líquido que contém frequentemente nicotina, aromatizantes e outros químicos, transformando-o num aerossol que os utilizadores inalam. Os principais componentes dos e-líquidos incluem normalmente:

- Nicotina
- Propilenoglicol (PG) e glicerina vegetal (VG)
- Aromas e aditivos
- Outros produtos químicos, como aldeídos, metais e compostos orgânicos voláteis (COV)

O aerossol gerado pelas ENDS expõe a boca, a gengiva e a garganta a várias substâncias. Compreender os efeitos destes componentes é essencial para avaliar o seu impacto na saúde oral. A nicotina, um ingrediente-chave tanto nos produtos do tabaco tradicionais como nas SDE, desempenha um papel significativo nos riscos para a saúde oral associados à utilização de cigarros electrónicos. Sabe-se que a nicotina reduz o fluxo sanguíneo para a gengiva, o que pode prejudicar os processos naturais de cura e as respostas imunitárias do organismo, dificultando a recuperação de lesões ou infecções orais. Esta redução da circulação pode contribuir para doenças como a gengivite e a periodontite, condições que podem levar à perda de dentes. Além disso, a nicotina é uma causa conhecida de boca seca (xerostomia), uma condição em que a produção de saliva é reduzida. Quando a produção de saliva é reduzida, a boca seca resultante promove um ambiente onde as bactérias nocivas podem florescer, aumentando risco de cáries, doenças gengivais e mau hálito. Para além da nicotina, os químicos nos líquidos e aerossóis das ENDS também podem causar danos nos tecidos orais. Ingredientes como o propilenoglicol e a glicerina vegetal são higroscópicos, o que significa que atraem a humidade. Quando inalados, estes produtos químicos podem absorver a humidade da boca e da garganta, agravando a secura e a irritação da mucosa oral. Muitos utilizadores de cigarros electrónicos relatam sintomas feridas na boca, sangramento das gengivas e irritação da garganta, resultantes da exposição repetida a estas substâncias. Além disso, alguns estudos concluíram que os aerossóis das ENDS causam inflamação dos tecidos orais, o que pode enfraquecer a gengiva e aumentar a probabilidade de doenças periodontais. Os produtos químicos produzidos pelo aquecimento de líquidos ENDS, especialmente aldeídos como o formaldeído e o acetaldeído, são tóxicos e podem contribuir ainda mais para os danos celulares e a inflamação na boca. Embora exista uma grande variedade de e-líquidos, os componentes básicos dos e-líquidos são bem conhecidos: base, nicotina e aromas. A base é feita de propilenoglicol, glicerina ou uma mistura dos dois em várias proporções, diluída em água purificada. A concentração de nicotina varia entre 0 mg/mL e 18 mg/mL. Os aromas podem ser classificados por sabores/fragrâncias (por exemplo, bebidas, frutos, mentol e tabaco) ou pelas suas composições químicas (por exemplo, sacarídeos, ésteres, ácidos e aldeídos). A sacarose ou sucralose é adicionada para dar o sabor doce aos e-líquidos e o álcool de açúcar (por exemplo, etil maltol) é utilizado para dar uma fragrância doce. Investigações preliminares sugerem que a utilização de SDE pode perturbar este equilíbrio, conduzindo a um aumento de bactérias patogénicas, particularmente as associadas à doença periodontal. Quando o microbioma fica desequilibrado, é mais provável que ocorram doenças como a gengivite e a periodontite. Além disso, o pH da boca pode ser alterado pelo uso de ENDS, tornando-se mais ácido. As condições ácidas promovem a desmineralização do esmalte dentário, levando a um risco acrescido de cáries dentárias e sensibilidade dentária. Embora os cigarros electrónicos exponham os utilizadores a menos agentes cancerígenos conhecidos em comparação com os cigarros tradicionais, não estão isentos de substâncias nocivas. A presença de aldeídos, metais pesados e compostos orgânicos voláteis no aerossol pode ainda representar um risco carcinogénico. Embora a investigação atual sobre esta questão seja inconclusiva, o potencial de dano a longo prazo da exposição contínua a estas substâncias não pode ser descartado. Por outro lado, é essencial reconhecer que os ENDS podem oferecer uma alternativa menos nociva ao tabagismo tradicional. O fumo do cigarro contém milhares de compostos tóxicos, muitos dos quais são conhecidos carcinogéneos e contribuem para doenças orais graves. Para os fumadores que mudam para a vaporização, isto pode diminuir a exposição global a químicos nocivos, o que pode resultar num certo grau de redução do risco de problemas de saúde oral. No entanto, embora as ENDS possam ser menos nocivas do que o tabaco, não são de modo algum seguras. Existem várias lacunas na nossa compreensão da relação entre os ENDS e a saúde oral. Em particular, a maioria dos estudos existentes centra-se nos efeitos a curto prazo da utilização de SDE, fornecendo apenas uma visão limitada do impacto da utilização crónica nos tecidos orais. São necessários estudos longitudinais que acompanhem a saúde oral dos utilizadores de FDS durante períodos prolongados para obter uma imagem completa. Além disso, há pouca investigação que compare diretamente os resultados de saúde oral dos fumadores tradicionais que mudam para as FDS. Este tipo de análise comparativa seria inestimável para avaliar se a vaporização oferece uma redução significativa dos danos. A grande variedade de produtos de cigarros electrónicos, cada um com diferentes formulações e mecanismos de distribuição, complica ainda mais a avaliação dos riscos. Por último, a crescente popularidade do vaping entre os adolescentes é motivo de preocupação, uma vez que os jovens utilizadores podem enfrentar riscos únicos relacionados com o desenvolvimento dos sistemas oral e corporal, incluindo a exposição prolongada à nicotina e aos produtos químicos.

CONCLUSÃO

A relação entre as utilizações de produtos ENDS e a saúde oral é complexa e multifacetada. Embora os cigarros electrónicos possam oferecer uma opção menos nociva para os fumadores que procuram deixar os produtos de tabaco tradicionais, não estão isentos de riscos. A utilização de nicotina, juntamente com outros químicos encontrados nos aerossóis dos ENDS, pode levar a uma série de problemas de saúde oral, incluindo doença periodontal, boca seca, alteração do microbioma e, potencialmente, um aumento do risco de cancro oral. As consequências a longo prazo destes dispositivos para a saúde oral não são totalmente compreendidas e é necessária mais investigação para fornecer orientações claras tanto aos profissionais de saúde como aos consumidores. Em conclusão, embora os ENDS possam representar uma alternativa menos nociva ao tabagismo, continuam a acarretar riscos significativos para a saúde oral. Os dentistas devem continuar a educar os pacientes sobre os potenciais riscos dos sistemas electrónicos de libertação de nicotina (SNE) e encorajar a realização de check-ups dentários regulares para as pessoas que utilizam estes dispositivos. Dada a crescente popularidade dos cigarros electrónicos, especialmente entre os jovens, é essencial continuar a investigação sobre os efeitos a longo prazo dos SNE na saúde oral. Tal ajudará a desenvolver estratégias baseadas em provas para reduzir os danos e prevenir os problemas de saúde oral associados às FDS.

REFERÊNCIAS

1. Almeida-da-Silva CLC, Matshik Dakafay H, O'Brien K, Montierth D, Xiao N, Ojcius DM. Efeitos da exposição ao aerossol do cigarro eletrônico na saúde oral e sistêmica. Biomed J. 2021;44(3):252-9

2. Briggs K, Bell C, Breik O. O que todo profissional de saúde bucal deve saber sobre cigarros eletrônicos? Aust Dent J. 2021;66(3):224-33

3. Holliday R, Chaffee BW, Jakubovics NS, Kist R, Preshaw PM. Cigarros electrónicos e saúde oral. J Dent Res. 2021;100(9):906-13.

4. Alzoubi H, Abu-Lubad M, Al-Mnayyis A, Satari A, Alzobi M, Ramadneh M Al, et al. Efeito dos cigarros electrónicos no transporte de organismos selecionados na cavidade nasal e oral em comparação com fumadores de tabaco e não fumadores. J Clin Diagn Res.2020; 14(7):11-5

5. Martell KM, Boyd LD, Giblin-Scanlon LJ, Vineyard J. Conhecimentos, atitudes e práticas de jovens adultos em relação ao impacto do uso de cigarros electrónicos na saúde oral. J Am Dent Assoc. 2020 Dez; 151 (12): 903-11.

6. Alhajj MN, Al-Maweri SA, Folayan MO, Halboub E, Khader Y, Omar R, et al. Práticas de saúde oral e efeitos adversos auto-relatados do uso de cigarros electrónicos entre estudantes de medicina dentária em 11 países: um inquérito em linha. BMC Oral Health. 2022; 22(1):18

7. Zhang Q, Wen C. The risk profile of electronic nicotine delivery systems, compared to traditional cigarettes, on oral disease: a review. Front Public Health. 2023; 11:1146949

8. Gülşen A, Uslu B. Riscos para a saúde e complicações associadas aos cigarros electrónicos: uma revisão. Turk Thorac J. 2020;21(3):201-8

9. Kotewar SS, Pakhale A, Tiwari R, Reche A, Singi SR. Electronic nicotine delivery system: end to smoking or just a new fancy cigarette. Cureus. 2023;15(8): e43425.

10. D'Ambrosio F, Pisano M, Amato A, Iandolo A, Caggiano M, Martina S.

Estado de saúde periodontal e peri-implantar em fumadores de tabaco tradicional vs. tabaco sem combustão e cigarros electrónicos: uma revisão sistemática. Dent J (Basel). 2022;10(6):103

11. Cuadra GA, Smith MT, Nelson JM, Loh EK, Palazzolo DL. A comparison of flavorless electronic cigarette-generated aerosol and conventional cigarette smoke on the survival and growth of common oral commensal Streptococci. Int J Environ Res Public Health. 2019;16(10):1669.

12. DeVito EE, Krishnan-Sarin S. E-cigarettes: impact of e-liquid components and device characteristics on nicotine exposure (Cigarros electrónicos: impacto dos componentes do líquido eletrónico e das caraterísticas do dispositivo na exposição à nicotina). Curr Neuropharmacol. 2018;16(4):438-59

13. Amrock SM, Zakhar J, Zhou S, Weitzman M. Perceção dos malefícios dos cigarros electrónicos e sua correlação com a utilização entre adolescentes dos EUA. Nicotine Tob Res. 2015;17(3):330-6

14. Governo da Índia. Lei da Proibição dos Cigarros Electrónicos (Produção, Fabrico, Importação, Exportação, Transporte, Venda, Distribuição, Armazenamento e Publicidade), 2019. Lei n.º 42 de 2019. Nova Deli: Diário da Índia; 2019, 5 de dezembro

15. Thiem DGE, Donkiewicz P, Rejaey R, Wiesmann-Imilowski N, Deschner J, Al-Nawas B et al. The impact of electronic and conventional cigarettes on periodontal health-a systematic review and meta-analysis. Clin Oral Investig. 2023;27(9):4911-28.

16. Figueredo CA, Abdelhay N, Figueredo CM, Catunda R, Gibson MP. O impacto do vaping na periodontite: uma revisão sistemática. Clin Exp Dent Res. 2021;7(3):376-84.

17. Ralho A, Coelho A, Ribeiro M, Paula A, Amaro I, Sousa J et al. Efeitos dos cigarros electrónicos na cavidade oral: uma revisão sistemática. J Evid Based Dent Pract. 2019;19(4):101318.

18. Vámos O, Komora P, Gede N, Hegyi P, Kelemen K, Varga G et al. The

effect of nicotine-containing products on peri-implant tissues: a systematic review and network meta-analysis. Nicotine Tob Res. 2024;26(10):1276- 85

19. Pesce P, Menini M, Ugo G, Bagnasco F, Dioguardi M, Troiano G. Avaliação dos índices periodontais entre não fumadores, fumadores de tabaco e fumadores de cigarros electrónicos: uma revisão sistemática e uma meta-análise em rede. Clin Oral Investig. 2022;26(7):4701-14

20. Akinkugbe AA. Cigarros, cigarros electrónicos e saúde oral dos adolescentes: resultados do estudo de avaliação populacional do tabaco e da saúde (PATH). JDR Clin Trans Res. 2019;4(3):276-83.

21. Karaaslan F, Dikilitaş A, Yiğit U. Os efeitos da vaporização de cigarros electrónicos na periodontite. Aust Dent J. 2020; 65 (2): 143-9.

22. ALHarthi SS, BinShabaib M, Akram Z, Rahman I, Romanos GE, Javed F. Impact of cigarette smoking and vaping on the outcome of full-mouth ultrasonic scaling among patients with gingival inflammation: a prospective study. Clin Oral Investig. 2019 ;23(6):2751-8.

23. Bardellini E, Amadori F, Conti G, Majorana A. Oral mucosal lesions in electronic cigarettes consumers versus former smokers. Ata Odontol Scand. 2018;76(3):226-8.

24. Huilgol P, Bhatt SP, Biligowda N, Wright NC, Wells JM. Associação da utilização de cigarros electrónicos com a saúde oral: A population based cross-sectional questionnaire study. Jornal de Saúde Pública (Reino Unido). 2019;41(2):354-61.

25. Cho JH. The association between electronic-cigarette use and self-reported oral symptoms including cracked or broken teeth and tongue and/or inside-cheek pain among adolescents: A cross-sectional study. PLoS One. 2017;12(7): e0180506.

26. Vohra F, Bukhari IA, Sheikh SA, Albaijan R, Naseem M. Comparação dos sintomas orais auto-avaliados e do estado periodontal entre fumadores de cigarros e indivíduos que utilizam sistemas electrónicos de administração de

nicotina. J Am Coll Health. 2020 ;68(7):788-93.

27. Hung M, Lipsky MS, Mohajeri A, Goh C, Park J, Hardy C, et al. Relações entre factores familiares relacionados com o ENDS e a saúde oral entre adolescentes nos Estados Unidos. Cuidados de saúde (Suíça). 2022;10(2): 402

28. Mokeem SA, Abduljabbar T, Al-Kheraif AA, Alasqah MN, Michelogiannakis D, Samaranayake LP et al. Oral Candida carriage among cigarette- and waterpipe-smokers, and electronic cigarette users. Oral Dis. 2019;25(1):319-26.

29. Etter JF. Levels of saliva cotinine in electronic cigarette users (Níveis de cotinina na saliva em utilizadores de cigarros electrónicos). Addiction. 2014;109(5):825-9.

30. Sundar IK, Javed F, Romanos GE, Rahman I. Os cigarros electrónicos e os aromatizantes induzem respostas inflamatórias e pró-senescência nas células epiteliais orais e nos fibroblastos periodontais. Oncotarget. 2016;7(47): 77196-204

31. Asfar T, Jebai R, Li W, Oluwole OJ, Ferdous T, Gautam P et al. Risk and safety profile of electronic nicotine delivery systems (ENDS): an umbrella review to inform ENDS health communication strategies. Tob Control. 2022:057495.

32. Yang I, Rodriguez J, Young Wright C, Hu YJ. Oral microbiome of electronic cigarette users: a cross-sectional exploration. Oral Dis. 2023;29(4):1875-84.

33. Kashyap B, Kullaa A. Metabolitos salivares produzidos por micróbios orais em doenças orais e carcinoma de células escamosas oral: uma revisão. Metabolitos. 2024;14(5):277

34. Alqahtani S, Cooper B, Spears CA, Wright C, Shannahan J. Electronic nicotine delivery system-induced alterations in oral health via saliva assessment. Exp Biol Med. 2020;245(15):1319–25.

35. Vyncke T, De Wolf E, Hoeksema H, Verbelen J, De Coninck P, Buncamper M et al. Lesões associadas a sistemas electrónicos de distribuição de nicotina: uma revisão sistemática. J Trauma Acute Care Surg. 2020;89(4):783-91.

36. Alanazi H, Rouabhia M. Effect of e-cigarette aerosol on gingival mucosa structure and proinflammatory cytokine response. Toxicol Rep. 2022; 9:1624-31.

37. Cravo AS, Bush J, Sharma G, Savioz R, Martin C, Craige S et al. Um estudo aleatório de grupos paralelos para avaliar o perfil de segurança de um produto de vapor eletrónico durante 12 semanas. Regul Toxicol Pharmacol. 2016;81: S1-14.

38. Kumar PS, Clark P, Brinkman MC, Saxena D. Novos sistemas de entrega de nicotina. Adv Dent Res. 2019;30(1):11-5.

39. Kim SA, Smith S, Beauchamp C, Song Y, Chiang M, Giuseppetti A et al. Cariogenic potential of sweet flavors in electronic-cigarette liquids. PLoS One. 2018;13(9): e0203717

40. Rosbrook K, Erythropel HC, DeWinter TM, Falinski M, O'Malley S, Krishnan-Sarin S et al. O efeito da sucralose na doçura do sabor dos cigarros electrónicos varia consoante os dispositivos de distribuição. PLoS One. 2017;12(10): e0185334

41. Pintado-Palomino K, de Almeida CVVB, Oliveira-Santos C, Pires-de- Souza FP, Tirapelli C. O efeito dos cigarros electrónicos na cor do esmalte dentário. J Esthet Restor Dent. 2019;31(2):160-5.

LISTA DE ABREVIATURAS

AFM	Atomic Force Microscopy
AL	Attachment Loss
BOP	Bleeding on Probing
CIELAB	International Commission on Illumination (CIE) Lab
COX	Cyclooxygenase
CS	Conventional Smoking
DNA	Deoxyribo Nucleic Acid
EC	Electronic Cigarette
ECIG	E Cigarettes
ENDS	Electronic Nicotine Delivery System
ES	Electronic smoker
EVALI	E-cigarette or Vaping use Associated Lung Injury
FDA	Food and Drug Administration
FMUS	Full Mouth Ultrasonic Scaling
GATS	Global Adult Tobacco Survey
GC-MS	Gas chromatography-Mass Spectrometry
HTP	Heated Tobacco Products

IL	Interleukin
MBL	Marginal Bone Loss
NS	Non smoker
OML	Oral Mucosal Lesions
PCR	Polymerase Chain Reaction
PD	Probing Depth
PI	Periodontal Index
RAGE	Receptors for Advanced Glycation End products
RNA	Ribo Nucleic Acid
ROS	Reactive Oxygen Species
SEM	Scanning Electron Microscopy
TBSA	Total Body Surface Area
THC	Tetrahydrocannabinol
TNF	Tumor Necrosis Factor
TS	Traditional Smoking
TSNA	Tobacco Specific Nitrosamines
WHO	World Health Organization
WID	Whiteness Index for Dentistry

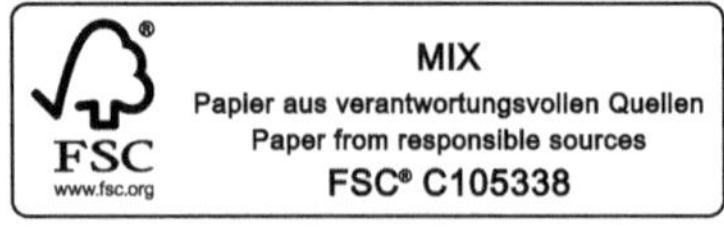

Printed by Books on Demand GmbH, Norderstedt / Germany